attiute

T 85
61
attiute

CONSIDÉRATIONS PRATIQUES

SUR LA

CARIE DES DENTS,

PAR

HATTUTE,

CHIRURGIEN-DENTISTE DE L'ÉTAT-MAJOR GÉNÉRAL DE LA 1re DIVISION MILITAIRE,

ET

E. HATTUTE,

Élève des hôpitaux civils de Paris.

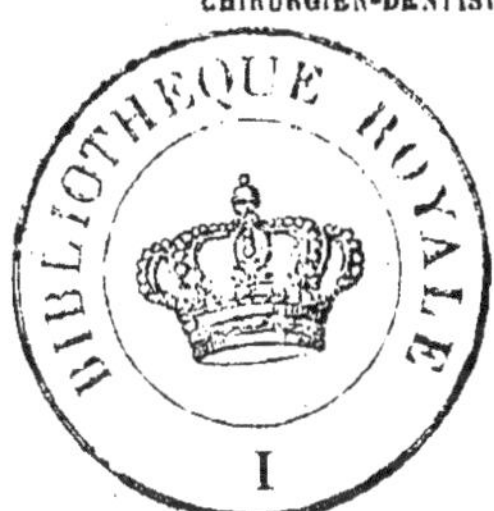

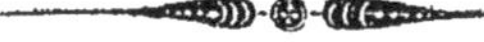

PARIS,

CHEZ VICTOR MASSON,

LIBRAIRE DES SOCIÉTÉS SAVANTES PRÈS LE MINISTÈRE DE L'INSTRUCTION PUBLIQUE,
PLACE DE L'ÉCOLE-DE-MÉDECINE, 1;

ET CHEZ LES AUTEURS,

GALERIE VIVIENNE, 13.

1847

Paris. — Imprimerie Schneider et Langrand, rue d'Erfurth, 4.

AVANT-PROPOS.

Dans cet opuscule, nous n'avons pas eu l'intention de traiter complétement de la carie des dents ; le mot *considérations* placé dans notre titre indique assez bien notre but. Le lecteur ne devra donc chercher dans notre travail que l'expression de quelques idées nouvelles, qui, nous le pensons, jetteront quelque lumière sur l'histoire de la maladie qui nous occupe.

Nous pensons rendre service aux praticiens en leur faisant connaître les instruments que nous employons avec succès dans le traitement des caries qui intéressent les dents antérieures ; nous disons un service, car on ne peut se dissimuler les inconvénients nombreux de la lime, mise exclusivement en usage jusqu'à présent dans ces cas.

Si plusieurs fois, dans le courant de ce travail, nous nous sommes servis des armes de la critique, nous espérons que l'on nous pardonnera l'expression, quelquefois vive, mais toujours vraie, en faveur de l'intention qui nous a dirigés.

CARIE DES DENTS.

I

Parmi les maladies dont le système dentaire est le siége, il en est peu qui aient fourni plus de matière à la controverse que la carie des dents.

Hunter regarde cette affection comme une sorte de mortification (1). D'après M. le docteur Fournier, auteur de l'article DENTS, pathologie, du *Dictionnaire des sciences médicales*, Hunter, en se servant de cette expression : *mortification*, aurait voulu dire que la carie des dents est « une véritable gangrène, semblable à celle qui a lieu dans les parties molles. » Est-ce là l'opinion exacte de Hunter ? La suite de son travail ne le prouve aucunement. D'autres auteurs , et nous citerons Leuwenhoëk (2) , Buhlman (3), ont cru que la carie des dents était produite par des vibrions d'une espèce particulière qui se trouvent entre les dents. Henle ajoute (4) : « Cette hypothèse explique sans peine pourquoi

(1) The most common disease to which the teeth are exposed, is such decay as would appear to deserve the name of mortification. (*Treatise on the diseases of the teeth*, p. 1.)

(2) Opera, t. 3, p. 40.

(3) Muller, *Archiv.*, 1840, p. 442.

(4) *Anat. gén.*, t. 2, p. 453.

les dents voisines contractent la maladie, et pourquoi on peut arrêter les progrès de celle-ci en enlevant les parties atteintes. » Sans nier l'existence de ces vibrions, qui peut-être sont analogues à ceux que M. Mandl (1) a observés dans le tartre, il nous sera cependant permis de douter du rôle que Leuwenhoëk leur attribue, et de penser que l'hypothèse de cet observateur est toute gratuite.

M. Regnart considère la carie comme le résultat d'actions chimiques exercées sur les dents par des acides, appliqués immédiatement sur elles, ou développés dans la bouche par la décomposition de certaines substances alimentaires, ou enfin contenus dans les humeurs buccales.

Cette opinion a eu des contradicteurs, des objections sérieuses y ont été faites ; mais nous espérons pouvoir les détruire par de nouvelles preuves, et établir que la théorie de M. Regnart est celle qui s'accorde le mieux avec les résultats de l'observation.

M. Duval a admis plusieurs variétés de caries dentaires. La plupart des auteurs qui ont écrit après lui les ont reproduites sans commentaires ; Fournier et Maury entre autres. Quant à nous, nous pensons que les distinctions établies par M. Duval sont d'une utilité plus que douteuse, et qu'on ne saurait les admettre sous peine d'en augmenter encore le nombre. M. Duval décrit sept espèces de caries :

« 1° *Carie calcaire* (*caries calcarea*). Elle présente une légère dépression circulaire autour de la gencive où l'on voit l'émail plus blanc que dans l'état naturel, friable, inégal, et paraissant jouir d'une sensibilité extrême. Elle est très-fréquente dans la jeunesse, ou à la suite de maladies inflammatoires très-graves ; elle s'arrête avec l'âge, et la partie altérée devient jaune et sensible. Cette carie peut être le résultat de l'atrophie congéniale ou d'une percussion sur les dents. Sa marche est lente, et l'art ne peut y porter remède qu'en évasant la cavité pour empêcher les humeurs visqueuses d'y séjourner.

« 2° *Carie écorçante* (*caries decorticans*). L'émail, dans cette

<hr>

(1) *Recherches microscopiques sur le tartre*, 1843.

deuxième espèce, prend une teinte jaunâtre près de la gencive, devient très-friable et se détache par parcelles. La substance osseuse, d'abord jaune, ensuite brune, est molle, et peut se couper par lames ; elle est très-sensible, là où l'émail est encore adhérent.

« 3° *Carie perforante* (*caries perforans*). Cette carie, la plus fréquente de toutes, se montre indistinctement sur toutes les parties de la couronne des dents. La substance éburnée, tantôt jaune, tantôt brune, se ramollit ou devient humide et fétide ; l'excavation s'agrandit plus ou moins rapidement ; elle présente la forme d'une cavité arrondie, communiquant à l'extérieur par une ouverture étroite, ou bien celle d'un entonnoir ; quelquefois elle ressemble à un canal. Les parois malades sont sensibles à la moindre impression du froid ou des corps solides ; lorsque l'inflammation s'est propagée jusqu'au bulbe de la dent, quand la pulpe dentaire est à découvert, les douleurs deviennent insupportables. Peu à peu, la portion osseuse de la dent est détruite ; l'émail, resté presque seul, se casse par fragments ; enfin il ne reste plus que la racine, qui cesse ordinairement d'être douloureuse.

« 4° *Carie charbonnée* (*caries carbonaria*). Elle s'annonce ordinairement par une tache noirâtre, dont la périphérie, de même que la couleur, se laisse apercevoir sur un des côtés de la dent à travers l'émail, qui, dans cet endroit, paraît bleuâtre, noircit et se durcit facilement. A cette tache succède une cavité, dont les parois, formées par la substance osseuse, sont sèches, friables, noires, sans odeur ni sensibilité. La maladie fait des progrès rapides et s'arrête ordinairement à la racine.

« 5° *Carie diruptive* (*caries dirumpens*). Elle affecte le plus ordinairement les dents incisives chez les personnes phthisiques, se manifeste par une tache jaunâtre, avec déperdition de substance près du collet de la dent, et se propage ensuite obliquement et plus profondément du côté de la racine, en formant un sillon brunâtre demi-circulaire. La substance de la dent se ramollit, devient très-sensible aux impressions du froid, de la chaleur et au contact des acides et des corps solides.

« 6° *Carie stationnaire* (*caries stationaria*). C'est moins une carie distincte qu'une manière d'être de toutes les autres, quand leurs progrès viennent à s'arrêter. Les caries qu'on nomme stationnaires sont celles qui n'attaquent que l'émail de la dent sans altérer les parties qu'il recouvre. Ces caries se développent tout à coup à la suite des maladies graves dont la convalescence a été très-courte ; dans d'autres circonstances, elles sont déterminées par la pression des dents les unes contre les autres.

« 7° *Carie simulant l'usure.* Cette dernière espèce, assez difficile à reconnaître dans son principe, parce qu'elle présente plutôt la trace d'une carie guérie spontanément que celle qui commence à se former, a son siége sur la surface triturante des dents molaires. Elle ne manifeste pas une dépression plus ou moins profonde, dont le fond est quelquefois de niveau avec le collet de la dent. Cette cavité est lisse et unie, le plus souvent très-jaune, et le poli de son émail pourrait la faire confondre avec l'usure des dents, si l'inspection des dents opposées laissait aucun doute à cet égard. »

Telles sont les espèces de caries décrites par M. Duval.

La première objection à faire à cette division, c'est que la carie présente autant de formes différentes qu'il y a de dents attaquées par elle, et il nous semble que la forme est une chose bien secondaire, pour ne pas dire inutile à considérer, puisque, sous ce point de vue, on peut observer de si grandes variations. Ainsi la division de M. Duval serait incomplète, et aux espèces qu'il a décrites on pourrait en ajouter un grand nombre d'une valeur tout aussi problématique.

Pourquoi donc M. Duval, qui a admis une carie charbonnée, n'a-t-il pas décrit aussi des caries brunes, blanches, jaunes, etc. ?...

Pourquoi ensuite les distinguant suivant leurs progrès, n'a-t-il pas ajouté aux caries stationnaires des caries progressives, etc. ?...

Nous n'en doutons pas, on aurait pu tracer des caractères pour chacun des genres que nous venons d'énumérer ; peut-être même aurait-on eu moins de peine à les distinguer les uns des autres, que M. Duval n'en a eu pour distinguer les siens.

On pourra encore objecter à M. Duval que les espèces qu'il a admises rentrent plus ou moins les unes dans les autres ; la carie écorçante n'est-elle pas le premier stade de tous les autres genres de caries? La carie peut-elle être perforante, avant d'avoir été écorçante ?

Si on se reporte ensuite aux définitions que M. Duval donne des genres qu'il admet, on pourra juger que l'explication se rapporte très-peu à la dénomination du genre lui-même, et l'on verra qu'il n'existe pas entre chacun d'eux des caractères assez tranchés, pour les séparer entièrement les uns des autres.

Certains auteurs sont même allés plus loin que M. Duval. Maury dit que la carie charbonnée s'observe, de 15 à 50 ans, chez les individus disposés au rachitis ou à la phthisie pulmonaire ; et plus loin, que la carie écorçante se présente dans les affections dartreuses. Notons que pas une observation n'est produite à l'appui de ces assertions.

Quant à M. Lefoulon (*Traité théorique et pratique de l'art du dentiste*, p. 155), il a copié textuellement Maury sans le citer, et a par conséquent adopté ses erreurs ; aussi le mettrons-nous hors de cause dans la question qui nous occupe.

Nous rejetons donc complétement les idées de M. Duval, et nous croyons avoir suffisamment démontré qu'elles étaient erronées et ne pouvaient soutenir une analyse sérieuse.

Cependant, nous devons dire que la carie des dents ne présente pas une marche, des symptômes identiques dans tous les cas. Nous ne pouvons pas admettre qu'il n'en existe qu'un seul type, ainsi que quelques personnes ont pu le croire, M. Regnart principalement.

Selon nous, et sous ce rapport nous revenons un peu aux idées des anciens auteurs, la carie dentaire se présente toujours à l'observation sous deux aspects bien distincts ; nous en formons deux ordres principaux.

Dans le premier, viennent se ranger toutes les caries qui débutent à la surface des dents : nous les désignons sous le nom de *caries externes*.

Dans le second, viennent se ranger celles qui, suivant une marche inverse, succèdent dans tous les cas à des altérations de la pulpe ; nous les désignons sous le nom de *caries internes*.

Nous allons successivement passer en revue les causes, la marche et les symptômes de ces deux ordres de caries.

DE LA CARIE EXTERNE.

Avant d'exposer les causes proprement dites de la carie externe, nous devons dire qu'il est des circonstances qui, agissant sur l'économie tout entière, prédisposent à la carie des dents. Ce fait, que Fox a signalé le premier, est confirmé chaque jour par l'observation. Il est facile de remarquer que les personnes dont l'enfance a été maladive, sont plus sujettes que d'autres à avoir de mauvaises dents. Beaucoup d'auteurs ont pensé que certaines affections plutôt que d'autres prédisposaient à la carie dentaire. Pour les uns, ce sont : soit les affections scrofuleuses, soit les affections dartreuses, soit les affections rhumatismales ; pour les autres, les affections syphilitiques, goutteuses, la phthisie pulmonaire, etc., etc. Enfin, il en est qui, ne pouvant admettre une ou deux de ces maladies à 'exclusion des autres, les ont admises toutes (1).

Les listes qu'ils en ont faites, ont ensuite été copiées et regardées comme des articles de foi par tous ceux qui les ont suivis. Quant à nous, nous considérons comme maladies prédisposantes à la carie des dents toutes celles qui, attaquant l'économie dans un âge peu avancé, sont susceptibles d'apporter des troubles dans le développement de tous les organes. Mais nous nions qu'il en soit ainsi à un âge plus avancé de l'individu ; où sont consignées les observations qui démontrent que les affections goutteuses, dartreuses, produisent la carie dentaire ? Les auteurs qui, les premiers, ont avancé ces idées, ne citent aucun fait pour les justifier.

Le calorique doit être rangé au nombre des causes capables de produire la carie, et, en particulier, la carie externe ; il ne paraît surtout agir que dans des transitions brusques à des températures

(1) *Dictionn. des sciences médicales*, t. 8, p. 345.

opposées. Il est certains peuples des pays froids qui font un usage immodéré de boissons chaudes, et chez lesquels on a pu observer la fréquence des caries dentaires. Les dents sont d'assez mauvais conducteurs de la chaleur ; qu'on les mette tout d'un coup en contact avec des liquides très-chauds, tels que le thé, le café, la partie corticale de la couronne, l'émail se trouve subitement échauffé, se dilate inégalement, par place, et il en résulte qu'il se fendille en plusieurs sens ; il perd sa compacité, et, par suite, devient moins capable de résister aux agents susceptibles de l'altérer : de la même manière qu'un corps divisé présente plus de surface à un dissolvant, que lorsqu'il est en masse bien homogène, et que ses molécules sont unies entre elles par une force de cohésion considérable. L'observation démontre, d'ailleurs, que les personnes qui boivent des liquides très-chauds ont les dents fendillées, et qu'elles les perdent de très-bonne heure.

Les dents du devant de la bouche sont celles qui sont le plus exposées au contact des liquides chauds, particulièrement celles de la mâchoire supérieure ; les inférieures s'en trouvant garanties par l'action combinée des joues, des lèvres, de la langue, qui les recouvrent presque complétement pendant la préhension des boissons.

Les dents éprouvent une altération analogue lorsqu'elles sont mises brusquement en contact avec des corps très-froids. Dans ce cas, c'est évidemment le resserrement des molécules de l'émail qui la produit.

Sans nous étendre plus longuement sur l'action de la chaleur, disons que, parmi les causes prédisposantes à la carie externe, elle nous paraît être l'une des plus importantes. Cette maladie paraît être spécialement produite au moyen d'une décomposition du tissu dentaire, par différents acides, avec lesquels il peut être en rapport. Cette proposition a été développée par M. Regnart, dans une série d'articles insérés dans la *Lancette française* (28 février 1828 ; 24 janvier, 5 mars, 26 mars 1829).

L'opinion de cet auteur se trouve fortifiée par des faits nombreux. Nous allons exposer ceux qui nous paraissent mériter le plus d'attention.

Les parcelles alimentaires peuvent s'amasser en assez grande quantité dans les interstices des dents, surtout dans les vides que laissent entre elles les couronnes des molaires. Ces matières ne tardent point à s'y décomposer en partie, et, par suite, à donner naissance à des produits acides, qui agissent principalement sur le carbonate de chaux que l'émail contient en assez forte proportion. On conçoit facilement que la texture de l'émail s'altère profondément, et que peu à peu les agents de décomposition, par leur action continue, mettent enfin à nu l'ivoire sur lequel ils ont beaucoup plus de prise, ainsi que nous le démontrerons à l'aide de considérations sur la structure intime de cette partie des dents.

Outre les acides qui se développent ainsi par la décomposition plus ou moins rapide des substances alimentaires, il en est un certain nombre qui sont introduits à l'état libre dans les voies digestives. Tels sont ceux que l'on emploie, soit en qualité de boissons, soit comme médicaments, ou enfin mélangés avec les aliments.

L'acidité de la salive est la source la plus fréquente de la carie des dents ; une foule de circonstances la produisent. Suivant M. Regnart, elle coïnciderait avec des maladies du tube digestif.

« L'inflammation de la muqueuse buccale, dit cet auteur, la gastrite chronique, l'entérite chronique, et, en général, toutes les affections chroniques lorsqu'elles sont arrivées à un degré où elles portent le trouble dans les fonctions de la digestion, sont les maladies sous l'influence desquelles se développe le principe acide. »

M. Regnart donne plusieurs observations à l'appui de cette proposition, et nous-mêmes avons eu souvent l'occasion de vérifier sa justesse.

Cependant il est certains individus chez lesquels la salive est ordinairement acide, normalement, sans que leur santé soit altérée. Nous avons un grand nombre de fois constaté l'acidité de la salive, sans trouble aucun du côté des voies digestives.

La grossesse paraît aussi favoriser l'existence de cet état ; aussi n'est-il pas rare de voir certaines femmes qui, à chacune de leurs couches, perdent plusieurs dents. Pendant la grossesse, il survient souvent des vomissements acides qui participent, d'ailleurs, à la production de l'altération dont les dents peuvent être le siége.

Quelques circonstances, et M. Regnart les a signalées le premier, favorisent l'action des acides sur les dents. « On se sert, dit-il, pour fixer les dents postiches, de cordonnets de soie. Les cordonnets qui entourent les dents voisines s'imprégnent de salive, se couvrent de particules alimentaires, et bientôt se corrompent ; ils deviennent alors, pour la dent, une cause de carie. Cela est si vrai, que les limites de la carie provenant de cette cause sont tracées par le fil lui-même. »

On a réussi à rendre ce fait moins fréquent par les perfectionnements qu'on a su apporter à la prothèse dentaire ; cependant, nous le disons à regret, il est maintenant une classe de dentistes qui emploient, dans la confection des pièces artificielles, des substances nuisibles et qui carient les dents sur lesquelles elles s'attachent. Pour qu'on ne nous accuse pas de partialité, nous citerons un passage tiré du travail de M. Regnart, et écrit bien avant l'apparition des artistes qui font aujourd'hui, de la fabrication de ces dents, une branche d'industrie des plus productives : « On se sert, pour dents artificielles, de dents humaines et d'hippopotame. Les dents étant de nature organique, sont susceptibles de se décomposer dans la bouche. Eh bien, si, par une économie malentendue, les personnes qui en font usage les conservent encore lorsqu'elles sont dans un état de décomposition, elles carient les dents voisines avec lesquelles elles sont immédiatement en contact. »

Les fameuses dents osanores ne sont autre chose que des morceaux d'hippopotame, ou mieux encore d'ivoire, dont M. Regnart signale, en 1829, le moindre défaut. Elles ont été *réinventées* dans ces dernières années, par un *célèbre* étranger, ainsi que nous l'apprennent les réclames poétiques de la *Presse* et de la *Sylphide*. Du reste, la *réinvention* de ces osanores a été disputée vivement par plusieurs antagonistes, que les tribunaux ont mis d'accord en déclarant que la nouvelle découverte était connue depuis un temps immémorial.

Quelques objections ont été faites à la théorie de M. Regnart (1); nous croyons devoir y répondre.

Un grand nombre de caries, a-t-on dit, commencent par l'ivoire, et ce dernier est déjà profondément altéré, que l'émail est parfaitement intact (2). Certainement il en est souvent ainsi; mais il y a erreur d'observation de la part de l'auteur de cette objection, ou du moins les éléments de la justification de M. Regnart n'étaient pas connus. Lorsqu'en effet la carie commence par l'ivoire, ou bien il existe un vice congénial dans l'organisation de l'émail, comme nous l'établirons plus loin, et alors la théorie de M. Regnart est vraie ; ou bien, la carie succède à une inflammation de la pulpe, et il n'est pas prouvé que, dans ces cas, il n'existe pas à l'intérieur de la cavité dentaire une décomposition donnant naissance à des produits susceptibles d'altérer la nature chimique de l'ivoire. Nous nous expliquerons à ce sujet.

On a fait encore à M. Regnart cette objection : Si la carie est produite uniquement par des acides, tous les points d'une dent doivent être attaqués à la fois.

Certainement le choix des acides pour certaines parties d'une dent, plutôt que pour d'autres, serait très-extraordinaire, si ces parties n'étaient, en raison de leur structure, plus exposées à l'action des acides. C'est ce qui résultera des recherches que nous avons faites à cet égard. D'ailleurs on a vu, dans des cas d'acidité très-prononcée de la salive, des dents être attaquées dans tous les points de leur couronne à la fois, et l'émail y être ramolli dans toute son étendue. Ces exemples sont rares, il est vrai, mais nous en avons cependant observé plusieurs cas.

On a demandé aussi pourquoi, si c'était toujours et uniquement un acide qui agît sur les dents, la totalité du système dentaire ne serait pas altérée à la fois. L'observation répond tout de suite à cet argument, et les auteurs qui l'ont soutenu ne l'eussent pas avancé, s'ils eussent tenu compte des faits consignés dans le travail de

(1) Serrurier, *Gazette des hôpitaux*. Septembre et décembre, 1838.
(2) Désirabode, *Nouveaux éléments de la science et de l'art du dentiste*, t. 1.

M. Regnart, faits qui démontrent que, par suite de maladies du canal digestif, et lorsque les fluides buccaux sont fortement acides, un grand nombre de dents peuvent être cariées à la fois.

On a prouvé, il est vrai, que, dans beaucoup de cas, la salive était légèrement alcaline ou neutre, quoique les dents du même sujet fussent altérées. En admettant que la salive ne soit pas acide, cela ne prouve en aucune façon que les dents ne se carient pas par leur contact avec des acides, puisqu'on en introduit dans l'économie un grand nombre par les aliments, les boissons, etc.

On a également reproché à M. Regnart d'avoir attribué à l'usage du cidre la fréquence de la carie chez les habitants de la Normandie et de la Picardie. On s'est basé sur un passage tiré de l'ouvrage de M. Em. Rousseau. On a fait dire à cet auteur : « Les habitants de ces deux provinces qui occupent les lieux salubres ont le plus ordinairement leurs dents belles et saines ; contrairement à ce qui arrive à ceux qui habitent les points les plus bas, c'est-à-dire, les plus humides (1). » Voici textuellement ce passage : « J'ai remarqué que dans la basse Normandie on en consomme journellement une grande quantité, et que l'on ne peut, par conséquent, présumer que ce liquide soit une cause prédisposante à la carie dentaire, puisque les habitants ont le plus ordinairement leurs dents belles et saines (2). »

Nous ne savons pas où M. Rousseau a pu puiser les observations qui l'ont autorisé à avancer une semblable opinion ; mais quant à nous, nous pouvons affirmer que des milliers de faits nous autorisent à penser que, dans la basse Normandie, comme dans toutes les parties de cette province, comme dans la Picardie, comme dans tous les pays où l'on fait usage de boissons acides, telles que le cidre, la carie dentaire est excessivement fréquente. On peut se rendre compte facilement de l'action nuisible du cidre sur les dents, si l'on réfléchit qu'il contient des acides à l'état libre (3),

---

(1) Désirabode, ouv. cité, t. 1, p. 230.
(2) Rousseau. *Anat. comp. du syst. dent.*, p. 255.
(3) L'acide malique, l'acide carbonique.

et qu'il rougit très-fortement le papier bleu de tournesol.

Si, après les preuves que nous venons de développer en faveur de la théorie de M. Regnart, nous faisons observer que, parmi ses adversaires, il en est qui se sont contredits, il nous sera permis de considérer la question comme résolue en sa faveur. M. Désirabode dit lui-même (1) : « Quoi qu'il en soit de la théorie de M. Regnart, nous n'en reconnaissons pas moins que la présence de l'acidité de la salive, sur un point de la substance émaillée, peut être une cause de carie ; mais alors nous admettons que la personne est sous l'influence d'une altération des voies digestives, ainsi que l'auteur que nous avons précédemment nommé l'établit si clairement dans cette proposition..., etc. » Cela est si clair, qu'il n'est pas besoin de commentaire ; M. Désirabode se condamne lui-même.

Cependant, après avoir si violemment combattu les acides, cet auteur avance que (2) certains médicaments, tels que le mercure, l'or, agissant également sur les dents par leur propriété chimique, peuvent aussi être, non pas la cause prédisposante, mais une cause directe de la carie. Nous nous contenterons de répondre à M. Désirabode qu'il est impossible de trouver une idée qui soit plus en désaccord avec les lois les plus élémentaires de la chimie; qu'il est par conséquent inutile de la discuter.

Marche de la carie externe. — La carie externe présente dans sa marche des différences notables ; tantôt elle procède de la superficie de l'émail aux couches les plus profondes; tantôt, au contraire, elle débute par la partie d'ivoire qui est immédiatement subjacente à l'émail, pour s'irradier en quelque sorte, de façon à détruire à la fois et l'émail et l'ivoire. La dernière de ces propositions pourrait paraître singulière au premier abord ; il est difficile de comprendre, en effet, comment l'ivoire peut être altéré avant l'émail qui le recouvre. C'est ce sujet que les recherches qui nous sont propres ont éclairé complétement.

Ainsi, considérée dans sa marche, la carie externe se présentera à nous sous deux aspects principaux : 1° caries externes débutant

(1) Ouv. cité, p. 231.
(2) *Ibidem.*

par l'émail ; 2° caries externes débutant par l'ivoire. Nous allons passer en revue les caractères de ces deux genres.

1er *genre*. Lorsque la carie commence par une altération de l'émail, il survient d'abord simplement un changement dans la couleur de cette substance ; le premier phénomène qui s'y manifeste consiste dans une opacité plus ou moins considérable ; puis, le point altéré devient successivement légèrement jaunâtre, brun, et enfin il peut présenter une couleur presque noire. Cependant, lorsque la carie marche avec une grande rapidité, il est bon de remarquer qu'elle est toujours blanche ; c'est ce qu'on peut observer dans des cas d'acidité très-prononcée de la salive. Simultanément à ces altérations de couleur, il s'en produit aussi dans la texture de l'émail ; dans les points attaqués par la carie, il perd l'aspect poli et cristallin qui le caractérise dans l'état sain, et finit par se ramollir dans toute son épaisseur. Peu à peu, ses molécules désagrégées se détachent et il subit une perte de substance bornée et bien limitée. Si, dans cet état, la carie commençante est traitée convenablement, si elle est assez favorablement placée pour être soustraite aux agents acides capables d'en activer les progrès, elle peut s'arrêter d'elle-même, ou du moins sa marche se ralentit notablement. Dans le cas contraire, les ravages qu'elle produit poursuivent leur cours. Bientôt l'ivoire lui-même se ramollit ; il se fait dans cette partie de la dent un centre de décomposition qui s'élargit graduellement de la périphérie au centre ; il en résulte une cavité remplie d'un détritus brunâtre. Ce détritus possède une réaction acide très-prononcée au papier bleu de tournesol ; il nous a paru être constitué par des débris de substances alimentaires en voie de décomposition, et par le tissu dentaire lui-même.

Tant que la carie se borne aux couches les plus extérieures de l'émail et de l'ivoire, les phénomènes de sensibilité générale qu'elle présente se rapprochent davantage d'une exagération que de douleurs proprement dites. Dans une période plus avancée, outre que la membrane nerveuse et vasculaire qui tapisse le canal des dents est soumise à la même altération que ces dernières, elle se trouve immédiatement en contact avec des agents extérieurs, tels que : l'air,

les fluides qui baignent constamment la bouche, les boissons chaudes ou froides, etc. Sous l'influence de ces causes, elle s'irrite,
s'enflamme, et il en résulte des douleurs intolérables, que dépeint
assez bien l'expression vulgaire : rage de dents.

Si l'on examine de plus près l'altération que présente l'ivoire,
soit au moyen d'une forte loupe, soit avec le microscope, on peut
remarquer qu'aussitôt qu'il se ramollit extérieurement, il change
de couleur dans presque toute son épaisseur à la fois, de telle sorte
que la partie malade, sur une coupe pa-
rallèle au grand axe, forme un triangle
dont la base est à la surface externe de
l'ivoire, le sommet à la cavité dentaire.
(Voy. fig. 1, a.) Il est facile de s'assurer
que la coloration suit exactement le trajet des canaux calcaires de l'ivoire dé-
crits par les micrographes modernes. Ce fait peut nous éclairer
sur la marche de la carie. En effet, les tubes microscopiques
qui forment la partie essentielle de l'os dentaire ne sont-ils pas
autant de bouches absorbantes qui, mises en contact avec les
acides et les fluides divers capables d'altérer la texture des
dents, font cheminer dans leur tissu ces matériaux destructeurs.
D'ailleurs, il est bien prouvé aujourd'hui, d'après les recherches
de quelques anatomistes, que les tubes de l'ivoire peuvent agir de
cette façon sur des liquides quelconques; Henle dit positivement
qu'on a pu y faire pénétrer des liquides colorés, tels que l'encre (1).
Ne nous étonnons donc pas de la forme de la carie commençante
dans l'ivoire, et établissons-en principe que les caries externes sont
produites par une destruction chimique ayant son siége dans les
canaux calcaires.

2º *genre.* Lorsque la carie débute dans la partie d'ivoire immédiatement subjacente à l'émail, nous nous sommes assurés, par des
coupes nombreuses, que toujours, dans un point correspondant à

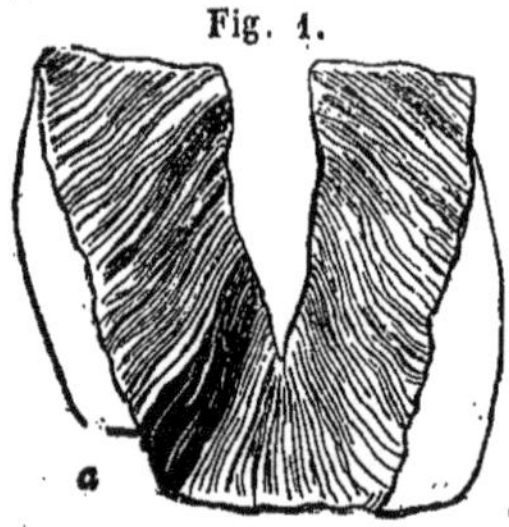

_____

(1) Ouv. cit., t. 2, p. 629.

la carie, il existait dans l'émail un vice d'organisation, sur lequel nous appelons un instant l'attention de nos lecteurs. Nous avons vu que la surface de l'émail présentait un pertuis capillaire communiquant directement avec le point carié. Sur les grandes incisives et les canines, on peut observer ces pertuis à leur face postérieure, près de leur talon, dans l'enfoncement formé par la réunion des deux bords latéraux de l'émail, ou bien sur leurs parties latérales. Ces pertuis sont ordinairement situés au centre de dépressions infundibuliformes. D'après l'aspect poli de ces dépressions,

Fig. 2.

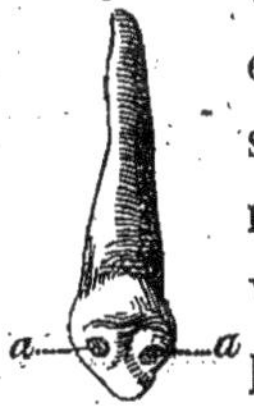

et la continuité qui existe entre l'émail qui les forme et celui qui recouvre le reste de la couronne, nous sommes autorisés à penser qu'elles remontent à la formation des dents, et sont les traces d'une organisation vicieuse. La figure 2 peut donner une idée de cette disposition ; on a représenté, d'après nature (n° 1), la face postérieure d'une canine supérieure ; on y remarque en *a a*, de chaque côté de l'axe, une dépression et un pertuis. La même dent,

Fig. 3.

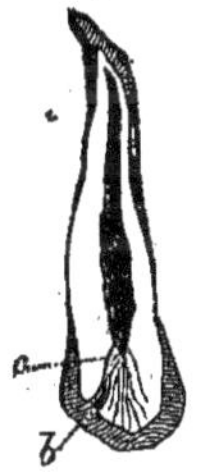

coupée parallèlement à son grand axe, présente une carie commençante en *b c* (fig. 3).

Quant aux dents molaires, nous avons pu observer des pertuis semblables dans certaines parties de leur surface triturante. Précisément à la réunion des lignes qui limitent les tubercules de ces dents, dans l'entonnoir formé par les plans verticaux de ces tubercules, on peut remarquer que l'émail n'est pas continu avec celui qui revêt les autres parties de la couronne, et qu'il peut même manquer complétement. L'ivoire se trouve donc là en rapport immédiat avec les agents capables de l'altérer ; par suite, il est plus exposé que dans les autres points de la dent à devenir le siége de la carie. Les résultats pathologiques confirment entièrement ce que l'anatomie de texture fait prévoir. Il est très-fréquent, en effet, de remarquer que, sur des dents qui, d'ailleurs, paraissent très-saines extérieurement, il existe des caries ayant leur siége sous l'émail, exactement dans les endroits que nous avons mentionnés plus haut ; on voit alors **que très-souvent** l'ivoire est fortement coloré, ramolli notablement,

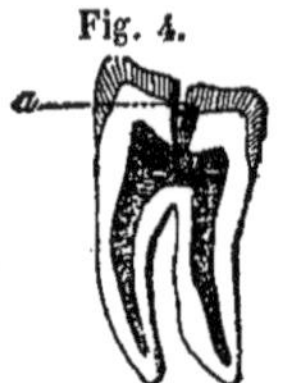

Fig. 4.

tandis que l'émail n'offre aucun changement dans ses propriétés physiques (voy. fig. 4, *a*.)

Aussitôt la décomposition de l'ivoire commencée, des phénomènes analogues à ceux qui s'accomplissent dans le premier genre de caries externes s'y manifestent ; la traînée brune qui suit la direction des canaux de l'ivoire existe avec les caractères qui lui sont propres et sur lesquels nous ne reviendrons pas. A cette coloration succède le ramollissement ; un peu plus tard, apparaît, entre l'émail et l'ivoire, ou plutôt dans l'épaisseur même de ce dernier, une petite cavité irrégulière ; ses parois sont diversement colorées, et elle est remplie par le détritus des parties de la substance éburnée qui ont été détruites les premières. En même temps, l'émail se désorganise de dedans en dehors ; il s'amincit graduellement ; enfin il s'y fait une ouverture plus ou moins considérable.

Ici doit trouver place une remarque importante. En raison de son siége, cette carie, surtout dans sa première période, lorsque l'altération qui la caractérise est bornée à l'ivoire, pourra être méconnue pendant un temps plus ou moins long. En effet, l'émail ne perd point tout de suite son poli ; seulement, dans les points malades, il offre une teinte légèrement bleuâtre. Cette coloration est due à la transparence même de cette partie de l'organe dentaire, au moyen de laquelle on peut apercevoir le petit foyer de la carie commençante.

DE LA CARIE INTERNE.

Jusqu'à présent nous n'avons étudié la carie que comme résultant de l'action d'agents extérieurs sur la substance des dents. Cette affection se présente sous une autre forme dans les cas où elle succède à des inflammations de la pulpe dentaire. Nous n'entrerons pas ici dans de longs détails sur les causes qui peuvent déterminer ces inflammations ; cependant, nous devons citer : les

impressions du froid et du chaud sur diverses parties du corps,
la suppression de certaines sécrétions, de la sueur principalement ;
la cessation d'hémorrhagies habituelles telles que : les hémorrhoï-
des, les menstrues, etc. L'impression du froid et du chaud, directement sur la tête, nous paraît être celle des causes que nous venons d'énumérer qui agit le plus fréquemment. Aussi devra-t-on
s'attendre à rencontrer souvent l'odontite, et par suite les caries
internes, dans des localités où des vents froids règnent pendant
une grande partie de l'année, et où les habitants sont exposés, à
chaque instant, à des vicissitudes atmosphériques. C'est ce qui arrive dans les ports de mer ; on ne peut se rendre compte autrement de
la fréquence des caries internes dans ces lieux, ainsi que de la production de maladies inflammatoires analogues, telles que : abcès
des sinus maxillaires, abcès des gencives, ophthalmies intenses, etc.
A ce propos, nous croyons devoir faire une remarque importante : selon certains auteurs, la carie serait, en quelque sorte, en-
démique dans quelques pays. « Les habitants du pays de Caux, et
ceux de Beauvais, en Picardie, dit M. Rousseau, ont, pour la plupart, les deux incisives centrales du maxillaire supérieur cariées ;
après celles-ci, les latérales s'affectent, et ainsi de suite, de manière
qu'à l'âge de trente ans ils perdent la plus grande partie de leurs
dents. »

M. Rousseau cherche ensuite si, dans la nature des boissons et
des aliments dont on fait usage dans ces pays, on ne pourrait trouver la cause de la production de la carie dentaire. A notre avis, il
faudrait observer avec soin la disposition géographique de ces con-
trées, et examiner s'il n'y aurait pas, dans leur constitution atmo-
sphérique, dans l'*habitus corporis* des habitants, des causes capables de les prédisposer aux inflammations de la pulpe des dents.

Si l'on admet que la carie interne succède dans tous les cas à
l'odontite, on se rendra facilement compte des symptômes et des
caractères qui lui sont propres.

Aussitôt qu'il existe une inflammation de la pulpe dentaire, des
douleurs violentes se font ressentir dans les dents malades. Il est
important de remarquer que plusieurs de ces organes en sont le

siége à la fois ; et si l'on se reporte à la cause qui a produit la maladie, on comprendra qu'il en soit ainsi. Il n'y a pas un choix de sa part ; mais son action s'étend à toutes les dents qui, par leur position, ont été soumises à son influence. En même temps que la pulpe dentaire, les parties environnantes s'enflamment, soit par simple voisinage ou continuité de tissu, soit parce que la cause a agi également sur elles. Ainsi les douleurs s'accompagnent ordinairement de fluxions, et d'abcès, soit dans le tissu des gencives, soit dans l'épaisseur du périoste alvéolo-dentaire. Ces symptômes secondaires cèdent facilement à l'emploi des antiphlogistiques ; mais il arrive souvent que les douleurs dentaires seules persistent. Bientôt les douleurs s'arrêtent complétement, d'elles-mêmes ; mais à cette époque seulement les dents malades présentent des signes d'une altération matérielle bien évidente : l'émail perd sa transparence, change de couleur, et, au bout d'un temps très-court, se perfore et met à découvert une cavité très-large, qui occupe quelquefois toute l'étendue de la couronne. Il est rare que les dents qui présentent ces espèces de caries soient sensibles ; on s'en assure facilement en introduisant dans leur cavité un stylet très-délié.

Ainsi : les causes premières, la marche, les symptômes, différencient parfaitement les caries externes et internes, et permettent de bien les distinguer. Il nous serait facile d'ajouter à la description de la carie interne un grand nombre d'observations ; mais l'étendue de ce travail ne nous le permet pas. Cependant, dans le dessein de rendre plus frappants les caractères de la maladie qui nous occupe, nous citerons un des faits que nous possédons, et qui nous paraît être des plus concluants.

M. W..., âgé de vingt ans, habite le Pecq, près Saint-Germain en Laye. Se promenant un matin et en sueur, sur les bords de la Seine, il se trouva saisi par le froid. Obligé de rentrer aussitôt chez lui, il ne tarda pas à ressentir dans tout le côté gauche de la face des douleurs très-violentes ; en même temps, un gonflement considérable se produisit dans cette région. Après quelques jours de repos à la chambre, le gonflement inflammatoire de la joue disparut, mais il resta néanmoins dans cette partie quelques douleurs légères d'ailleurs. Le malade, n'écoutant que son impatience, et désireux de s'échapper à la reclusion qu'on lui avait imposée, recommença ses excursions matinales. Le jour même de cette première sortie et après une partie en canot sur la rivière, nouvelle impression de froid, inflammation des joues et des gencives, gonflement des deux côtés de la face, douleurs très-vives dans les pommettes, les tempes et toutes les dents de la mâchoire supérieure ; le malade négligea de suivre un traitement régulier, et se contenta d'employer quelques émollients. Au bout de huit jours, écoulement par la bouche de mucosités semi-purulentes sans qu'on puisse en assigner l'origine. (Nous ne vîmes pas le malade à cette époque.) Depuis lors, M. W... a toujours souffert des dents de la mâchoire supérieure ; trois mois après l'invasion de la maladie, les douleurs cessèrent complétement, mais les dents présentèrent bientôt des caries qui nécessitèrent leur extraction. La manière dont la carie se manifestait invite ici toute notre attention ; mais surtout ce qui doit nous frapper, c'est la rapidité de sa marche. Comme, en effet, le malade nous l'affirme, ses dents alors étaient toutes parfaitement blanches et paraissaient très-saines ; mais en très-peu de temps, trois ou quatre jours au plus, celles qui se cariaient présentaient une perforation assez étendue à l'émail. Les dents de la mâchoire supérieure se sont ainsi cariées avec la même rapidité, et successivement, on en fit l'extraction ; de telle sorte que, lorsque M. W... nous fut amené, il avait perdu dix dents à la mâchoire supérieure ; Nous trouvâmes que, sur les six qui restaient, quatre étaient profondément altérées et présentaient une ouverture très-large, deux incisives près de leurs bords latéraux, deux petites molaires sur leurs faces antérieures et postérieures. La sonde, introduite dans leurs cavités, nous permit de constater qu'elles étaient absolument insensibles, et qu'en outre leurs couronnes étaient creusées dans la plus grande partie de leur étendue.

Jusqu'à présent, on a mal expliqué le mode de production de la carie interne. Parmi les auteurs qui ont traité des maladies des dents, il en est qui ne se sont pas occupés de ce genre de carie. M. Regnart lui-même n'en a pas dit un seul mot, et paraît l'avoir méconnue ; d'autres en ont tracé quelques caractères ; mais aucun de ces derniers n'en a observé fidèlement la marche, les symptômes ; conséquemment on n'en a donné qu'une théorie très-incomplète, sinon erronée. Voici ce qu'on lit à ce sujet dans le traité sur les dents, du Ch. Lemaire, p. 286, t. 2 : « Dans son état normal, la membrane intérieure ne peut donner passage du côté de la couronne à aucun des fluides qui circulent dans les racines, quelle que soit leur nature ; mais lorsqu'elle est stimulée, elle se dilate, et, sans laisser traverser ni le nerf ni le vaisseau, elle laisse pourtant passer la partie surabondante du fluide qui l'a dilatée ; quand ce fluide s'est échappé, alors cessant d'être irritée, elle se contracte, et rentre dans son état naturel. Le fluide sorti des vaisseaux, ne pouvant plus rentrer dans la circulation, se trouve logé comme un corps étranger, ou comme un stimulus, entre la dernière couche de la coquille et la membrane qui lui a ouvert un passage. Il devient alors lui-même un principe continuel et toujours présent d'irritation ; il s'accumule, se décompose, se dénature ; pressé entre les parois de la cavité et les parties molles, bientôt il ne peut plus y être contenu ; forcé de s'ouvrir un passage, il cherche à traverser successivement les couches de la coquille après les avoir ramollies et décomposées, il les sillonne et se présente à la surface de la couronne, sous l'aspect d'une tache jaune, noire, brune et toujours luisante, parce qu'elle est vue à travers la lame striée, dernière partie de la couronne que la carie laisse entrevoir quand elle commence au dedans de la dent. Bientôt, privée de son support, cette lame striée se brise d'elle-même, et montre à découvert les ravages de la maladie, qui sont quelquefois tels, que la coquille est entièrement décomposée. »

Voilà la seule théorie que nous ayons sur la marche de la carie interne, et elle présente matière à bien des objections. D'abord son point de départ est fondé sur une supposition toute gratuite ; rien ne prouve, en effet, que la partie surabondante du fluide qui a dilaté la pulpe s'épanche en dehors de cette membrane, entre elle et les parois du canal dentaire. En outre, l'auteur est en contradiction manifeste avec lui-même : aussitôt l'épanchement effectué, la mem-

brane interne rentre dans son état naturel, suivant lui, et plus loin :
« le fluide épanché est un stimulus logé entre la dernière couche de
la coquille et la membrane qui lui a donné passage. »

On ne peut donc admettre la théorie de M. Lemaire. Cherchons
s'il ne serait pas possible de donner une explication plus satisfai-
sante. Si l'on réfléchit que la carie interne succède toujours, sans
exception, à l'inflammation des parties molles renfermées dans le
canal dentaire ; si on se reporte aux observations de plusieurs praticiens, on pourra affirmer qu'elle a sa cause première dans une
gangrène proprement dite de la pulpe. Il est arrivé plusieurs fois
que l'on a fait l'extraction de dents qui étaient le siége de caries
internes commençantes ; et constamment on a trouvé leur pulpe
dans un état de décomposition semblable en tous points à celui que
l'on remarque dans la gangrène des autres parties de l'économie.

Ainsi donc, pour nous, c'est essentiellement une gangrène qui succède aux inflammations de la pulpe. Il est facile de se rendre compte de
la succession des phénomènes pathologiques qui l'amènent. Aussitôt
que la partie vasculaire et membraneuse des dents est excitée par l'action des causes que nous avons mentionnées, le fluide sanguin y arrive en plus grande abondance que dans l'état normal. Bientôt cette
membrane, considérablement distendue par ce liquide, se trouve
étroitement logée dans le canal inextensible qu'elle occupe au sein
des parties solides de l'organe dentaire ; elle tend néanmoins, par
suite de l'inflammation dont elle est le siége, à acquérir un volume
plus considérable que celui dont elle jouit à l'état normal. Il en résulte une compression des parties nerveuses qui entrent dans sa
composition. Nous pouvons déjà trouver dans ce fait la cause des
douleurs violentes qui accompagnent l'état pathologique qui nous
occupe. Bientôt, par suite de la dilatation, de l'hypertrophie de cette
membrane, ses vaisseaux se trouvent comprimés, la circulation s'y
arrête, et elle ne tarde pas à éprouver l'altération que subissent
tous les organes privés de l'abord du fluide sanguin par la compression de vaisseaux qui l'apportent ; elle tombe en gangrène :
par suite, elle subit la décomposition qui est propre à tous les tissus
gangrenés.

Si nous nous reportons à l'examen des phénomènes qui se passent dans la gangrène ; phénomènes semblables à ceux qui accompagnent la décomposition des matières animales, nous verrons qu'il s'y produit des réactions chimiques importantes. Les éléments des tissus gangrenés se séparent, se combinent dans un ordre nouveau, et donnent naissance à divers produits, parmi lesquels on doit compter l'eau, l'acide carbonique, l'acide acétique, etc.

Ainsi, voilà des acides qui se forment dans l'intérieur de tissus qu'ils peuvent décomposer ; pourquoi ne le feraient-ils pas ? En outre, comme nous l'avons déjà fait remarquer, l'ivoire, en raison de la capillarité des tubes qui entrent dans sa composition, doit seconder l'action chimique des acides en les faisant cheminer dans son tissu.

En admettant notre théorie, on se rend facilement compte de la cessation des douleurs, au moment où l'altération moléculaire commence. A cette époque, en effet, la pulpe est entièrement décomposée, et n'est déjà plus le siége de la sensibilité qui lui appartient dans l'état normal. Il y a dans ce fait une coïncidence qui contribue puissamment à fortifier notre opinion.

II. — SIÉGE DE LA CARIE.

La carie, considérée relativement à son siége, présente de nombreuses modifications ; mais si nous nous reportons aux causes de cette affection, nous pourrons en partie rendre compte des différences qu'elle peut offrir sous ce point de vue.

Quant à la carie externe, on pourra prévoir, d'après ce que nous avons dit plus haut, qu'elle se produira avec une extrême facilité sur tous les points des dents où l'émail offrira déjà un vice d'organisation. Pour les molaires, c'est donc le plus souvent au milieu des dépressions et des anfractuosités de leur surface triturante qu'on pourra l'observer. Ce fait est si vrai, qu'il est très-fréquent de trouver sur la couronne de ces dents plusieurs caries commençantes, dans les points correspondant aux enfoncements infundibuliformes, que nous avons décrits les premiers. Il suffit, pour se convaincre de ce que nous avançons, de faire sur des molaires,

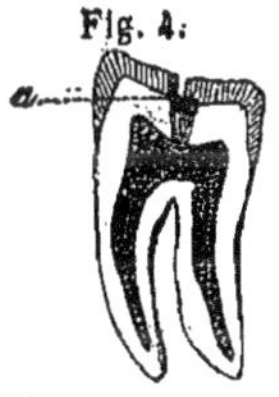

au moyen de scies d'acier très-fines, des coupes passant par les points indiqués et par un plan parallèle au grand axe, fig. 4. Pour les incisives et les canines, c'est presque toujours par leur face postérieure que la carie débute; c'est aussi sur cette face, et près de leurs bords latéraux, que l'on remarque les défauts d'émail sur lesquels nous avons déjà insisté; nous n'y reviendrons pas.

Dans le premier genre de caries externes, l'altération a son siége sur les faces des dents qui se regardent. On sait que c'est dans les interstices que ces faces laissent entre elles que se produit l'accumulation des matières alimentaires. De là sans doute la raison pour laquelle on a cru la carie contagieuse; il est évident que deux dents qui se touchent peuvent être affectées en même temps. Il est des cas spéciaux dans lesquels ce genre de carie peut avoir un siége différent : lorsque, dans certaines conditions pathologiques, la salive est fortement acide, les dents peuvent être altérées dans un grand nombre de points à la fois.

Enfin, la fixation des dents artificielles, au moyen de fils de soie et d'aloës, peut produire des caries très-étendues, bien limitées, d'ailleurs, et qui sont ordinairement situées au collet des dents qui servent de support. Ces caries, dans quelques cas, sont assez vastes pour former une espèce de ceinture aux dents qu'elles attaquent.

La carie interne s'ouvre indistinctement sur toutes les parties de la couronne. Jusqu'à présent, on n'a pas expliqué pourquoi les racines pouvaient présenter des caries profondes; ce phénomène nous paraît devoir être considéré comme le résultat de caries internes. Les racines, par leur position dans les alvéoles, recouvertes par la gencive, donnent peu de prises aux agents extérieurs ; mais elles ne sont point soustraites à l'altération qui résulte des maladies inflammatoires de la pulpe dentaire. Les caries internes agissent également bien, en effet, sur toutes les parties des parois du canal, à l'intérieur duquel elles se produisent, et il n'y a aucune raison pour qu'elles marchent dans la direction de la couronne, plutôt que dans toute autre.

Il est très-fréquent que les dents correspondantes de la même mâchoire soient prises de carie en même temps, ou à des intervalles très-rapprochés. Quelques auteurs ont cherché à donner explication de ce fait. Suivant Fournier (1) : «Il prouverait jusqu'à un cer- « tain point que la cause morbifique qui détermine la carie se « communique presque toujours aux nerfs qui entretiennent la « vie dans les dents, lesquels les transmettent à ces organes. » Cette raison n'est plus admissible dans l'état actuel de la science ; elle s'écarte totalement des connaissances physiologiques les plus simples. Comment admettre la transmission d'une cause morbifique à un nerf?

Depuis, on a été conduit à penser que l'émail et la substance osseuse dentaire qui se sont formés dans le cours d'une maladie grave qui a affecté toute l'économie, naissent avec une organisation plus faible, moins parfaite que si ces parties s'étaient développées sous les influences d'une bonne santé. En effet, deux dents qui se forment ensemble, dans les mêmes conditions de la part de l'individu, doivent présenter une grande analogie sous le point de vue de leur structure et de leur arrangement moléculaire ; aussi ne faut-il pas s'étonner de voir, dans le même temps, la même cause y déterminer une altération identique.

Une circonstance assez remarquable dans l'histoire de la carie doit trouver place ici. Il arrive que, à l'époque de l'évolution des dents, il en est qui sortent profondément cariées de leurs alvéoles; ce fait a même été considéré comme un des arguments les plus puissants à opposer à la théorie de M. Regnart. Il nous semble qu'on peut facilement s'en rendre compte. Les dents, lorsqu'elles sont encore renfermées dans les follicules, sont exposées, comme celles qui sont sorties des gencives, aux causes capables de produire des inflammations de la pulpe ; on conçoit comment, à la suite d'un travail pathologique à l'intérieur du follicule, une carie peut se former dans une dent. Le travail inflammatoire cessant ensuite, les fluides sanguins reprennent leur cours normal, la nutrition de la dent pourra s'effectuer, et elle arrivera au terme de son développement, portant en elle des traces d'une désorganisation de quelque partie de sa substance. Nous croyons qu'il est plus raisonnable d'admettre cette explication', que de dire, comme plusieurs auteurs, que ces espèces de caries sont produites par des maladies générales, telles que : le vice vénérien, scrofuleux, dartreux, les affections rhumatismales, lymphatiques, goutteuses, nerveuses, etc.

III. — PRONOSTIC.

Beaucoup de circonstances peuvent faire varier le pronostic de la carie. Il faut placer en première ligne la constitution moléculaire des dents : on conçoit que celles dont la structure est vicieuse, dont la texture est faible et peu compacte, donneront plus de prises aux agents capables d'agir sur elles chimiquement.

Les dents qui présentent le vice d'organisation improprement appelé *érosion* sont dans ce cas. Cette maladie consiste principalement dans une cristallisation incomplète de l'émail ; sur les dents qui en sont affectées, on remarque qu'en certains points, l'émail présente une épaisseur excessivement faible ; que, dans d'autres, l'ivoire est entièrement mis à nu.

Le pronostic de la carie interne est généralement plus grave que celui de la carie externe ; ses progrès échappent le plus souvent à l'observation, et on ne parvient à en reconnaître l'existence qu'à une époque où une grande partie de la dent est détruite complétement. Il n'en est point de même pour la carie externe : elle marche en quelque sorte sous l'œil du praticien ; il peut prévoir d'avance toutes ses périodes, il peut suivre pas à pas les altérations qui en marquent les phases ; par suite, il peut mettre en usage, en temps opportun, les moyens thérapeutiques qu'il est convenable d'employer. Il est donc indispensable, de la part des gens du monde, de faire visiter leur bouche assez souvent, pour que le dentiste puisse agir en temps opportun, et, de la part de ce dernier, d'apporter dans

(1) *Dictionnaire des sciences médicales.*

son examen les soins minutieux que lui commandent les devoirs de sa profession.

Les anciens auteurs, sous le point de vue du pronostic, divisaient les caries en *caries sèches* et *humides*. Ces dénominations nous paraissent jusqu'à un certain point justifiées. Il est fréquent, en effet, de voir des caries se dessécher presque complétement, se cicatriser en quelque sorte. Ce fait a lieu, selon nous, lorsqu'une partie assez notable des dents malades a été détruite, de telle sorte que la carie est transformée en surface lisse, sur laquelle les aliments ne séjournent plus. Dans d'autres cas, la carie marche avec une grande rapidité, l'apparence qu'elle affecte explique la dénomination d'humide qu'on lui a donnée.

Cependant nous pensons qu'il serait plus convenable de remplacer ces expressions par celles de : *caries dures* et de *caries molles*.

IV. — **TRAITEMENT.**

Dans ce chapitre, nous nous proposons de passer en revue les principaux modes de traitement qui ont été mis en usage pour combattre la carie, et de développer quelques idées, légitimées d'ailleurs par l'expérience, qui, nous l'espérons, jetteront un nouveau jour sur cette partie de l'art du dentiste.

Les deux ordres de caries que nous avons décrits dans les considérations qui précèdent réclament un traitement différent ; aussi parlerons-nous séparément de chacun d'eux.

A. — *Caries externes.*

Examinons les phases diverses sous lesquelles la carie externe peut se présenter. Nous lui considérons trois périodes distinctes. Dans la première, l'émail seul est attaqué : dans la seconde, l'altération s'étend à l'émail et à l'ivoire, mais n'est pas accompagnée de douleurs dentaires bien caractérisées ; il existe seulement une légère augmentation dans la sensibilité des dents malades : la carie est encore commençante : dans la troisième, l'émail et l'ivoire sont profondément désorganisés ; l'inflammation de la pulpe, et les douleurs qui en sont la suite, compliquent l'altération matérielle. On n'avait point encore, avant nous, établi ces divisions que nous croyons très-importantes, comme la suite de ce travail le démontrera : il s'en est suivi une confusion inévitable dans la thérapeutique de l'affection qui nous occupe.

Première période. Lorsque l'émail est légèrement attaqué, il faut avec la lime faire la résection de la partie altérée. Ce moyen ne doit être employé qu'avec un grand ménagement, surtout lorsqu'on opère sur les dents antérieures, et que la carie occupe les bords de ces dents qui sont en contact. Dans ces cas, nous conseillons de faire usage de limes à séparer aussi fines que possible. Si la lime ne suffisait pas pour enlever la carie sans faire éprouver à la dent une perte de substance peu sensible, il faudrait avoir recours aux instruments que nous décrirons plus loin. Dans tous les cas, il faut avoir grand soin, lorsqu'on emploie la lime, d'agir obliquement sur les dents, de manière à enlever le moins possible sur leur face antérieure.

Deuxième période. Lorsque la carie a son siége sur les molaires, et qu'elle présente une cavité assez bien limitée pour qu'on puisse l'obturer avec succès, on doit pratiquer cette opération. Lorsque, sur ces mêmes dents, elle est située sur une des faces qui se regardent, et qu'il est possible de l'enlever complétement avec la lime, on peut employer cet instrument avec sécurité.

Mais lorsque la carie occupe les bords latéraux des dents antérieures, la lime n'est plus applicable, ou du moins elle n'est utile que dans le premier temps d'une opération que nous décrirons.

Nous allons énumérer successivement les inconvénients qui résultent de l'emploi de cet instrument au cas particulier dont nous parlons.

1° Il est très-difficile de n'enlever avec la lime que la partie altérée, on est toujours forcé de détruire aussi une certaine quantité de substance saine.

2° Par suite de la perte de substance qu'elles subissent, les dents s'affaiblissent considérablement, et perdent leurs formes gracieuses.

3° Les séparations faites à la lime nuisent à la prononciation, donnent passage à la salive, et simulent quelquefois la perte de plusieurs dents.

De tout temps, on a compris les défauts de la lime, et on a cherché à y remédier. Ce sont les moyens que l'on a proposés dans ce but que nous allons passer en revue, et à propos desquels nous ferons quelques observations intéressantes.

On conseille généralement de limer les dents beaucoup plus aux dépens de leur face postérieure que de l'antérieure ; dans ce but, on a inventé des limes courbes sur leur plat, et taillées sur leur face concave. Outre que le maniement de ces limes est très-incommode, on se trouve exposé, par leur emploi, à user presque totalement le talon de la dent sur laquelle on opère ; enfin on ne peut éviter d'enlever une grande partie de ses bords latéraux.

On recommande encore comme une règle essentielle, quand on lime une dent sur les parties latérales, d'en laisser une portion intacte près des gencives, de telle façon que, prenant un point d'appui sur ses voisines, il lui soit impossible de s'en rapprocher.

Selon nous, la première chose à faire, après avoir séparé deux dents, serait de favoriser leur rapprochement mutuel, de telle sorte que l'espace existant entre elles, se partageant également entre les voisines, devînt moins apparent. Nous pensons que le principe que nous établissons ici serait le plus rationnel qu'il fût possible d'admettre, s'il ne présentait jamais une circonstance qui nécessitât la formation d'un vide entre deux dents.

Nous lisons, dans le *Traité théorique et pratique de l'art du dentiste*, par M. Lefoulon : « Quand il s'agit d'enlever une portion cariée d'une dent, si la douleur ne s'y oppose pas, il vaut mieux enlever plus que moins, c'est-à-dire que, si la carie n'a pas détruit le tiers ou la moitié de la dent, il faut l'user jusqu'à l'entier efface-

ment de la carie, de telle sorte que l'extrémité de la sonde n'y trouve
plus rien qui l'arrête (1). »

M. Désirabode est du même avis que M. Lefoulon, il dit (2) :

« Si la carie est légère, on l'enlèvera complétement ; quand il
n'y a pas de douleur, il faut limer plutôt plus que moins. Expliquons-
nous : quand la carie n'a pas détruit le quart, par exemple, de la
dent, il faut limer parallèlement à sa longueur, jusqu'à ce que la cavité de la carie soit effacée, et que la sonde la trouve unie, en n'ou-
bliant pas toutefois que la perte doit se faire autant que possible
aux dépens de la face interne, afin de ménager celle qui est ap
parente. »

Les deux auteurs que nous venons de citer se sont accordés à
dire ce que l'on ne peut pas admettre. Enlever le tiers ou la moitié
d'une dent, comme M. Lefoulon le recommande, c'est énorme ;
n'en enlever même que le quart, c'est déjà beaucoup, c'est même
trop. Mais enlever plutôt plus que moins, si l'on opère dans ces
conditions, c'est une règle qu'il faudra bien se garder de suivre.

M. Désirabode conseille, *dans les cas où la carie est profonde*, de
se servir d'une lime demi-ronde pour attaquer directement la partie affectée, et non la dent dans toute sa longueur. Le moyen est
encore très-mauvais. En effet, il serait choquant de voir des dents
dont les bords latéraux seraient concaves en un point, et droits
dans le reste de leur étendue, surtout si la même opération avait
été faite sur chacun d'eux. Le même auteur dit plus loin : « Si,
même après avoir effacé cette cavité, il reste de la matière noire à
la dent, et que celle-ci ait assez d'épaisseur pour supporter la perte
nécessaire à l'enlèvement de cette matière, sans qu'on ouvre le canal dentaire, il faut limer jusqu'à ce que la tache soit effacée. » Il
s'ensuit qu'on pourra ainsi enlever jusqu'au tiers de la largeur
d'une dent ; et si l'on a bien soin, comme le recommande plus
haut M. Désirabode, de se servir d'une lime demi-ronde, afin de
n'attaquer la dent qu'en un point de son bord, on arrivera à des
résultats on ne peut plus satisfaisants !

(1) Ouv. cité, t. 2, p. 245. — (2) P. 568.

Nous voulons donner de ce théorème des preuves irrécusables. Nous avons représenté, fig. 5, le modèle d'une bouche sur laquelle des séparations ont été faites à la lime, par un de nos con-

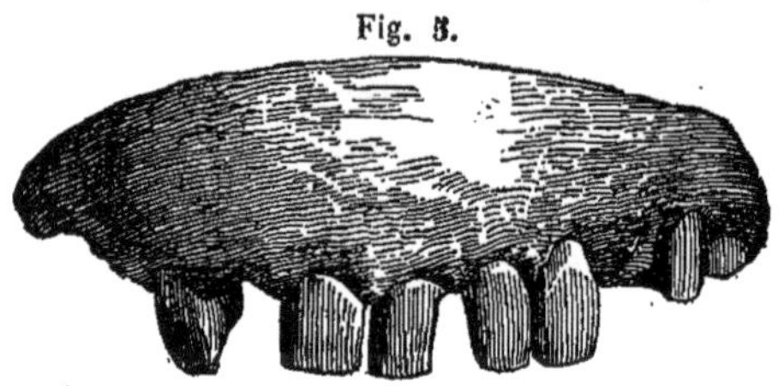

Fig. 5.

frères des plus recommandables d'ailleurs. La grande et la petite incisive du côté gauche ont été limées de telle façon, que la largeur de la première est diminuée d'un tiers ; on peut s'en assurer facilement en la comparant à celle du côté opposé. En outre, un espace considérable existe entre elles, espace assez grand pour faire croire à la perte d'une dent. Si on examine les mêmes dents du côté de leur face interne, fig. 6, on pourra remarquer que leur talon est

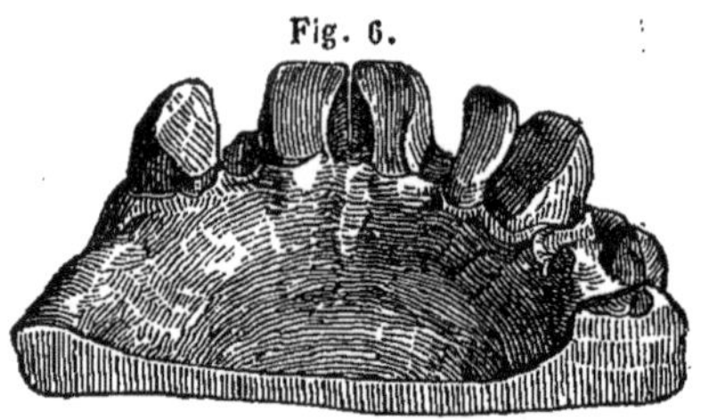

Fig. 6.

usé au moins de moitié. La personne sur laquelle nous avons pris ce modèle vint nous trouver afin de se faire remplacer la petite incisive du côté droit. L'espace qui sépare les deux incisives du côté gauche nous parut suffisamment grand pour nous permettre d'y placer une dent artificielle : cette idée fut mise à exécution, et la difformité fut en partie dissimulée par ce moyen.

Des considérations qui précèdent ressortent les indications suivantes :

1° Eviter, dans tous les cas, de produire entre les dents des séparations disgracieuses qui peuvent gêner la prononciation.

2° Conserver aux dents leur forme normale en ménageant leur face antérieure.

5° N'enlever que la carie, et non une grande partie de la substance saine des dents.

Telles sont les indications que nous croyons avoir remplies complétement au moyen des instruments dont nous allons donner la description.

Ces instruments sont de quatre espèces :

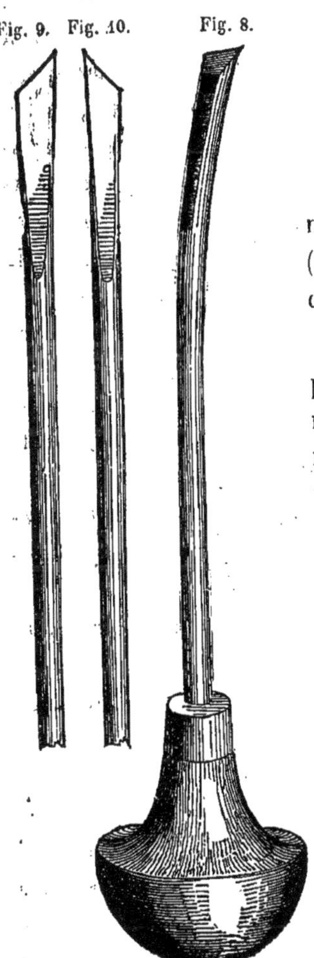

1° L'échoppe ;

2° Les rugines ;

5° Les équarrissoirs ;

4° Les fraises ;

Les rugines et les équarrissoirs se montent tous sur le même manche (fig. 7, page 57), au moyen d'une vis de pression.

1° *Echoppe*. Cet instrument est employé ordinairement par les graveurs ; nous avons légèrement modifié sa forme, afin de le rendre applicable à notre méthode opératoire. L'échoppe dont nous nous servons consiste en une tige d'acier trempé (fig. 8); ronde dans une grande partie de son étendue, et qui s'aplatit vers son extrémité libre, de telle sorte que son tranchant forme un biseau (fig. 8). Ce tranchant peut être oblique sur chacun des bords de la tige (fig. 9-10). Ces échoppes doivent être courbées à différents degrés sur leur plat; leur courbure a pour effet d'éviter à l'opérateur la gêne qu'il pourrait éprouver de la part du bord inférieur des dents qui, à chaque instant, feraient glisser l'instrument s'il était droit, et au patient des efforts incommodes pour donner à sa bouche une grande ouverture. Lorsque les échoppes présentent cette particularité, il est bien entendu que le biseau qui concourt à former leur bord coupant doit être taillé aux dépens de leur face convexe. Ces instruments sont montés sur des manches cylindriques, et courts, de manière à ce qu'ils prennent un point d'appui solide dans la paume de la main ; leur longueur totale est de 11 à 14 centimètres; leur tranchant, de 5 millimètres environ.

2° Les *rugines* sont destinées à enlever le détritus qui remplit la cavité des dents cariées. Elles consistent en une tige d'acier cylindrique ; l'une de leurs extrémités est courbée et tranchante, l'autre est reçue dans le manche commun : elle présente, à cet effet, une espèce de coche C (fig. 11), au-dessus de laquelle serre la vis de pression du manche. La grosseur de la tige va en diminuant insensiblement, depuis cette extrémité jusqu'à celle qui supporte le tranchant.

L'extrémité libre des rugines affecte des formes différentes ; nous allons les décrire.

Ici nous sentons le besoin de prier le lecteur d'excuser nos dessins, la forme de ces instruments est très-difficile à rendre sur le papier ; en revanche, si l'exécution n'a pas répondu complétement à notre pensée, nous nous ferions un vrai plaisir de montrer les instruments qui nous ont servi de modèles aux personnes qui voudraient les voir.

Le n° 1 présente une seule courbure et un tranchant horizontal demi-circulaire, tel qu'il est représenté en B. On le fait facilement courbant la tige A B d'avant en arrière au point C, à environ 1 centimètre de l'extrémité aplatie B.

N° 2. Son tranchant est vertical. On l'obtient en courbant la tige A B au point C dans la direction *d e*.

Le n° 3 présente aussi un tranchant vertical. La tige est légèrement courbée en A ; elle est droite dans le reste de son étendue. Nous verrons plus loin que cette espèce de rugine est très-commode pour le traitement des caries commençantes de la surface triturante des grosses molaires. Nous y reviendrons, en insistant particulièrement sur son emploi.

Ce n° peut être courbé de plusieurs manières différentes. Si, à 7 ou 8 millimètres du taillant, on fait une courbure d'à peu près 90°,

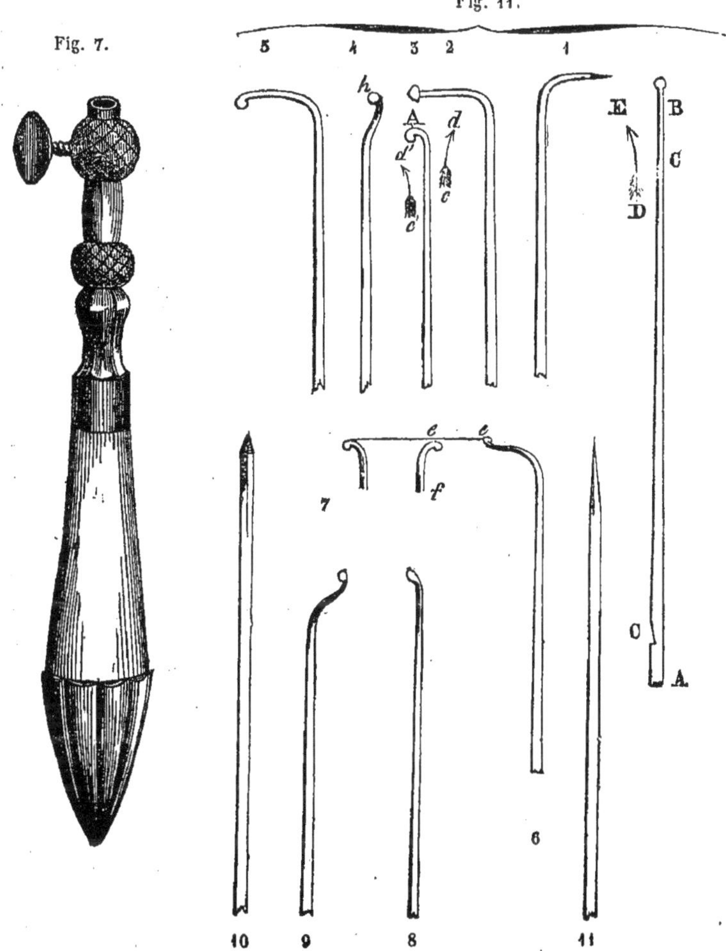

suivant la direction indiquée par la flèche *c d*, on obtiendra la rugine n° 4 : son tranchant est vertical et dirigé en haut, *h*.

Si la courbure se fait en sens inverse, c'est-à-dire, dans la direction de *c' d'* (V. n° 5), on aura la rugine n° 5 ; son tranchant est vertical et dirigé en bas.

Supposons maintenant que l'on courbe le n° 5 en *e* par la face qui nous regarde, d'arrière en avant, nous obtiendrons le n° **6**, qui, vu de haut en bas, nous donnera la figure *e f*. Nécessairement, outre la grande courbure que nous venons de lui donner, et qui doit être à peu près de 80°, il devra en avoir une plus petite *e*, produite par la flexion du n° 5. Si on courbe le n° 5 en *e*, d'avant en arrière, on obtiendra un instrument semblable au précédent, mais dont la petite courbure sera dirigée du côté opposé : n° 7. Disons, en passant, que quelques-uns de nos instruments sont ainsi disposés par paires, afin qu'on puisse opérer avec une égale facilité sur les deux bords d'une même dent, ou sur des dents différentes par leur position.

Le n° 8 est plat latéralement, son extrémité supérieure se rapproche de la forme d'une petite cuiller. Si on la courbe d'avant en arrière à angle de 80°, à 7 ou 8 millimètres de l'extrémité, on obtiendra le n° 9.

Le n° 9 sera reproduit en double, mais de façon que sa courbure latérale soit dirigée du côté opposé (1).

5° *Équarrissoirs.* Ils ont la même longueur que les rugines, ils sont cylindriques et d'un diamètre égal dans la plus grande partie de leur étendue. Ils sont également d'acier trempé. Une de leurs extrémités est reçue dans le manche commun; l'autre se termine en pyramide quadrangulaire. On en a représenté deux, n°ˢ 10-11. Il y en a de plusieurs grosseurs.

4° *Fraises.* Les extrémités de la tige d'acier A B (fig. 12) sont taillées à la manière des limes : l'une est hémisphérique ; l'autre est plane, B B'. Cet instrument devant agir par rotation sur son grand axe, sa partie

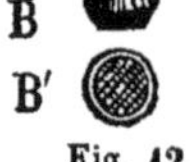

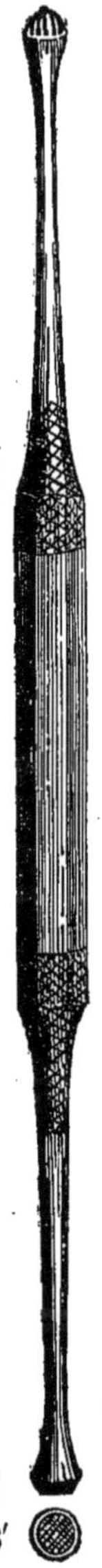

B
B'

Fig. 12.

(1) Ces petits instruments sont très-faciles à confectionner ; on peut les faire soi-même. Disons cependant que M. Charrière, qui a une grande habitude de ces travaux délicats, les fabrique très-bien, et que c'est chez lui qu'on devra s'adresser si l'on désire se les procurer.

moyenne est taillée à huit pans, afin de donner plus de prise aux doigts pour l'exécution de ce mouvement.

Manuel opératoire. Supposons d'abord le cas le plus simple. Qu'on ait à traiter, par exemple, des caries latéro-postérieures des six dents antérieures. Si la dent malade touche à sa voisine, mais seulement si elle est très-serrée contre elle, on effectue entre les deux une séparation au moyen de limes les plus fines qu'il est possible de se procurer. Les limes que nous employons dans ces cas ne sont taillées que sur une de leurs faces, et c'est sur la dent malade que nous agissons. Cela fait, on attaque la carie au moyen des échoppes que nous avons dessinées (fig. 8, 9, 10). Le manche de l'échoppe est solidement fixé dans la paume de la main droite, au moyen de l'annulaire et du petit doigt ; le médius et l'indicateur sont appliqués le long de la tige d'acier. On dirige en avant le tranchant de l'instrument, et, prenant point d'appui avec le pouce sur les dents voisines, on enlève, sur la face postérieure de celle qui est malade, toute la substance de la carie, en ayant soin de commencer le plus près possible du bord libre de la dent, et en se dirigeant vers son talon. La carie étant ainsi mise à nu, on achève d'enlever le détritus qui la remplit, au moyen des rugines. Il est très-important d'enlever complétement cette matière ; si on négligeait cette précaution, la carie pourrait se reproduire ; mais si l'on obéit bien au principe que nous indiquons, on n'aura pas à redouter les récidives, ou du moins les exemples en seront exceptionnels. On polit autant que possible la carie avec les rugines, puis on en égalise les bords au moyen des fraises. A cet effet, un doigt de la main gauche maintenant l'extrémité de l'instrument en arrière, de manière à l'appliquer exactement contre la partie de la dent sur laquelle on opère, on lui imprime des mouvements de rotation sur son grand axe avec les doigts de la main droite.

Au moyen de cette opération, qui n'est pas douloureuse, qui cause seulement un peu d'agacement aux sujets très-irritables, on parvient à ménager entièrement la face antérieure des dents. Si on veut jeter les yeux sur les fig. 13, 14, on aura la copie d'un

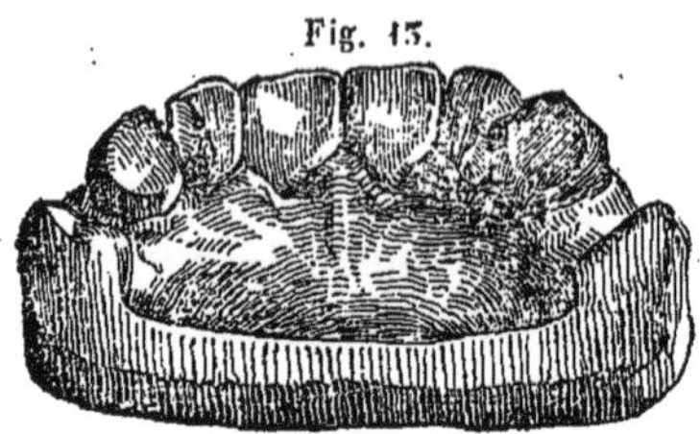

Fig. 13.

modèle pris sur nature, après l'opération que nous venons de dé-

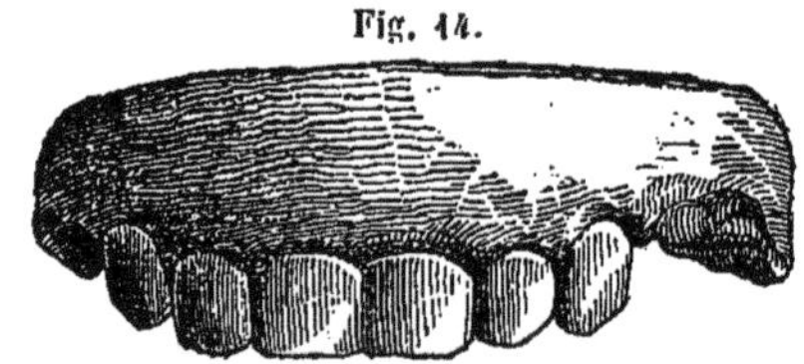

Fig. 14.

crire. Comme on le voit sur la fig. 13, les deux petites incisives étaient profondément cariées. Celle de droite surtout présentait une carie qui avait envahi une grande partie de sa face posté- rieure. Il est facile de comprendre que, dans un cas pareil, si on avait employé la lime, la moitié de la dent aurait été enlevée, et au moins les deux tiers, si on avait suivi le conseil que donnent quel- ques auteurs d'enlever plutôt *plus que moins*. Le même modèle est représenté fig. 14, par sa face antérieure ; et l'on peut remarquer que les dents qui ont été ruginées ne présentent aucune altération de forme capable de faire soupçonner que jamais elles ont été ca- riées. Nous possédons encore un grand nombre de modèles du même genre.

Quant aux caries qui occupent le centre de la couronne des mo- laires, ou les enfoncements que présente leur surface triturante, si l'ouverture de l'émail n'est pas suffisante pour permettre l'intro- duction des rugines, on l'agrandit au moyen des équarrissoirs ; on procède ensuite à l'enlèvement de toute la portion d'ivoire qui est ramollie. Dans ce cas, on se sert avantageusement de la rugine n° 3 : son collet *a* prenant un point d'appui sur les bords de l'ouverture de l'émail, on fait exécuter à la partie tranchante, dans l'intérieur de la carie, des mouvements circulaires. Lorsque la cavité est très - étendue, on fait usage des rugines n° 4 et n° 5. Ces dernières ne doivent être trempées que dans leur partie tranchante, de telle façon qu'il soit possible d'en changer la courbure suivant le diamètre intérieur de la carie. Lorsque l'orifice est plus évasé, l'opérateur peut choisir parmi les autres rugines celles dont la forme peut seconder son intention.

On conçoit qu'en exécutant le procédé que nous indiquons, on respectera les bords de l'ouverture de l'émail, et que, par suite, le métal obturateur y sera fixé solidement. On procède ensuite au plombage.

Troisième période. Dans cette période, outre les désordres physiques produits par la carie, on doit encore combattre les douleurs dentaires qui suivent l'inflammation de la pulpe.

Après des recherches consciencieuses, et des essais nombreux, nous avons découvert un mode de traitement de toutes les caries sans exception, qui sont arrivées à la troisième période. Si nous ne le faisons pas connaître maintenant, c'est que nous craignons que les gens qui exercent illégalement la profession de dentiste ne s'en emparent, et n'y trouvent un prétexte nouveau au charlatanisme scandaleux dont ils font usage. Lorsque la loi aura fait justice de l'état de choses qui existe actuellement; lorsque l'art que nous professons sera confié à des hommes instruits, et partant consciencieux, nous publierons le fruit de nos recherches, car nous ne craindrons pas de nous en voir dépouiller par certains individus sans aveu et sans pudeur. Quant à présent, nous devons nous borner à passer en revue les moyens employés jusqu'ici pour combattre la carie.

Parmi ces moyens, il en est qui ne sont efficaces que pour calmer la douleur qui accompagne la période qui nous occupe. Ils sont de trois ordres :

1° Les calmants ou odontalgiques proprement dits ;

2° Les caustiques ;

3° Les dérivatifs.

Les *odontalgiques* forment à eux seuls une classe nombreuse de médicaments ; ils sont ordinairement composés de narcotiques. Tels sont, l'opium, la jusquiame, la belladone. Ce sont les plus efficaces. D'autres, tels que certaines huiles essentielles, font cesser momentanément les douleurs par un mécanisme qui n'est pas encore bien connu ; ils semblent agir à la manière de certains excitants, en modifiant le genre de sensibilité de la pulpe.

Les huiles essentielles qu'on a mises fréquemment en usage sont celles de menthe, de cannelle, de girofle.

La préparation connue sous le nom de Paragay - Roux, et qui a joui d'une si grande vogue, il y a une dizaine d'années, contenait une huile essentielle extraite du cresson de Para (*Spilanthus olerácea*, Linn.), plante de la famille des synanthérées, tribu des corymbifères. Ce médicament, jadis secret, a été exploité par le charlatanisme : sa vertu spécifique contre l'odontalgie est une supposition toute gratuite ; le temps en a fait justice.

Sans entrer dans plus de détails sur ce genre de médicaments, disons qu'ils ne peuvent combattre qu'imparfaitement la carie, et qu'ils deviennent le plus souvent insuffisants pour calmer la douleur elle-même. En effet, leur action n'est que momentanée ; on se trouve soulagé à l'instant de leur application ; mais comme ils ne peuvent agir sur la cause qui produit la carie et l'altération de tissu qui caractérise cette affection, elle n'en fait pas moins des progrès rapides.

C'est aussi de la même manière qu'agissent certains élixirs, que leurs propriétaires annoncent comme des spécifiques infaillibles, et qui réussissent tout au plus à guérir des dents saines, lorsqu'ils ne contiennent pas des acides ou d'autres substances nuisibles, capables d'y produire des caries étendues.

Dans ces derniers temps, M. Raspail, faisant du camphre un remède à tous les maux, l'a appliqué à la guérison de la carie. Il considère cette maladie comme une érosion des dents par des vers intestinaux. Ce mode de traitement ne rappelle-t-il pas un peu les parades des charlatans des Champs-Élysées, qui faisaient sortir des vers des dents gâtées, au moyen d'une poudre quelconque ?

Il nous resté à parler de la pâte *alumineuse-éthérée* de M. Lefoulon. Cette pâte est composée d'alun et d'éther acétique : elle doit,
par conséquent, agir à la manière des acides, c'est-à-dire en cau-
térisant la pulpe dentaire, et, par suite, en détruisant sa sensibilité ; mais il s'en faut de beaucoup qu'elle soit efficace pour la guérison de la carie. Quant à nous, après l'avoir essayée un grand
nombre de fois, nous n'en avons retiré aucun avantage. Il y a loin
de ce résultat à celui que prédisent les sublimes promesses de
M. Lefoulon : « Aussitôt, dit-il, qu'avec une petite spatule, nous
avons enduit de notre pâte la cavité de la dent cariée, son collet et
l'intervalle qui sépare les dents voisines, tantôt le malade ressent
un soulagement subit, au point de s'écrier qu'on lui retire le mal
comme avec la main ; tantôt il éprouve un sentiment de picote-
ment, qui, pour le moment, exaspère la douleur, et cause une sa-
livation abondante ; mais quelquefois huit ou dix minutes après
environ, on sent renaître l'organe à la santé, etc. (1). »

Un peu plus loin, M. Lefoulon avoue qu'il ne peut expliquer l'action de son remède, et demande qu'il lui soit permis de prendre un
petit bout du manteau dont se sert quelquefois la médecine moderne
pour couvrir son ignorance (2). Cependant il n'en dit pas moins
dans un autre passage : « Ce sédatif et antispasmodique par excel-
lence, seul capable de triompher de l'éréthisme inflammatoire du
système nerveux et de ses dépendances, » devant lequel, « Dieu
merci ! les plus incrédules ont été contraints de s'incliner, etc... »
Quant à nous, nous disons en toute sécurité que jamais nous ne
serons contraints à nous incliner devant la fameuse pâte alumineuse-
éthérée, et nous aurions laissé dormir dans l'oubli le petit bout du
manteau d'ignorance, si nous n'avions cru devoir relever le gant
jeté aux plus incrédules.

Les caustiques ont été employés dans le but de cautériser les
filets nerveux qui se distribuent dans le canal des dents, et, par

(1) *Traité de l'art du dentiste*, p. 172.
(2) *Ibid.*, p. 173.

suite, de faire cesser les douleurs qui accompagnent la carie. Il ne faut pas s'abuser sur l'efficacité de ses moyens. Les acides, il est vrai, peuvent agir de la façon que nous venons d'indiquer ; mais leur emploi est *contre-indiqué dans tous les cas, sans exception.* Comment ! on sait que ces corps, même lorsqu'ils sont très-étendus, peuvent produire la carie, et on les mettrait en usage pour combattre cette affection ! Loin d'arrêter ses progrès, ils n'auraient d'autre résultat que de les accélérer. Nous avons lieu de nous étonner que M. Regnart, qui regarde les acides comme les causes de la carie, conseille de les employer ; il a soin, il est vrai, de recommander, pour préserver les dents saines voisines de celle qui est altérée, d'introduire dans cette dernière le médicament au moyen d'un entonnoir de verre, et d'en boucher ensuite la cavité avec du coton. Lors même que l'on prendrait cette précaution, on sera certain qu'au bout d'un temps très-court, des dents qui présentaient des caries légères seront détruites complétement.

Lorsque les douleurs produites par des caries avancées sont très-violentes, quelques auteurs ont proposé l'emploi des dérivatifs. Ces moyens, il est vrai, sont très-rationnels ; mais, selon nous, il est pour le moins inutile de les employer, parce que leur action n'est que momentanée, la cause qui a produit la carie subsistant.

Il est des cas particuliers dans lesquels il est utile de mettre les dérivatifs en usage. Nous renvoyons, pour le développement de cette proposition, à l'article dans lequel nous indiquerons le traitement des caries internes commençantes.

Quelques personnes ont pensé qu'on pouvait abolir les douleurs par l'arrachement du cordon nerveux des dents. M. Delmond a publié un travail à ce sujet (1).

Il emploie pour cette opération un stylet en fil d'acier recuit très-fin ; son extrémité est un peu aplatie, et sa forme se rapproche de celle du dard d'une flèche. Lorsqu'une dent est cariée, mais

(1) *Mémoire sur un nouveau procédé pour détruire le cordon dentaire des six dents antérieures et éviter leur extraction.* P. 1824.

seulement quand la cavité de la pulpe est à découvert, on introduit le stylet jusqu'à l'extrémité de la racine ; puis on lui fait éprouver deux ou trois mouvements de rotation sur lui-même ; en le retirant ensuite brusquement, on parvient quelquefois à amener avec lui le cordon dentaire.

Ce procédé n'est applicable qu'aux incisives et canines , ainsi qu'aux petites molaires de la mâchoire inférieure , parce qu'elles n'ont qu'un seul cordon dentaire. Il serait très-bon, si l'on se trouvait toujours dans des conditions favorables ; pour l'exécuter avec quelque succès , il faudrait que le stylet pût pénétrer directement dans le canal dentaire. Si , en effet, le trajet que suit la carie et le canal dentaire ne se trouvaient pas dans la même direction , il serait difficile de faire exécuter au stylet les mouvements de rotation nécessaires pour enrouler le nerf autour de lui. En second lieu , il n'est pas probable que l'on puisse parvenir à enfoncer le stylet jusqu'à l'extrémité de la racine. Cependant, si l'on opère sur des dents très-jeunes , on pourra peut-être y arriver, parce qu'elles présentent un canal très-large. Dans tous les cas , ce serait avec une grande difficulté ; mais à une époque plus éloignée de leur formation , le canal des dents se rétrécit notablement , jusqu'au point que l'introduction d'une pointe d'aiguille y est impossible. Enfin, le broiement du nerf doit être très-douloureux , et chez les sujets irritables il pourrait causer des accidents assez graves.

M. Malgaigne (1) pense que l'on peut remplacer le stylet d'acier par une forte soie de porc , « avec laquelle on foule et refoule le nerf jusqu'à ce qu'il ne fasse plus de mal. » Cette opération est fort douloureuse; d'ailleurs, on réussit rarement.

On a encore proposé l'excision du nerf dentaire par d'autres procédés. On trouve dans la *Revue médicale*, février 1825, le compte rendu d'un travail de M. Fattori sur ce sujet. Ce chirurgien prétend pouvoir, dans tous les cas , couper le nerf dentaire au moyen d'aiguilles de formes différentes , qu'il adapte à un trépan Pour

(1) *Manuel de médecine opératoire*, 1843, p. 97.

parvenir dans le canal des dents, il perfore leur couronne, et, selon lui, elles deviennent ensuite à jamais insensibles. Ainsi que l'avoue le rédacteur de l'article, on est souvent obligé de répéter plusieurs fois la même opération avant d'arriver à des résultats satisfaisants. Ce moyen ne présente donc aucune chance de succès ; l'idée de M. Fattori nous paraît devoir être rangée parmi les théories qu'il est impossible de réaliser, et qui n'ont reçu d'exécution que dans l'imagination de leur auteur.

B. — *Caries internes.*

La carie interne succède dans tous les cas, avons-nous dit, à des inflammations de la pulpe dentaire ; on doit donc s'attacher, lorsqu'une dent est le siége de douleurs violentes, et que, du reste, elle ne présente aucune altération qui y dénote l'existence d'une carie externe, à faire avorter l'inflammation dont elle est le siége. Cette inflammation doit être combattue par les antiphlogistiques, et, en particulier, par les dérivatifs ; ces moyens sont toujours efficaces lorsqu'on les emploie dès le début des douleurs. Nous recommandons surtout l'usage de bains de pieds très-chauds ou sinapisés ; si cela ne suffit pas, on peut faire l'application de quelques sangsues derrière les oreilles.

Lorsque la carie interne est très-avancée, et qu'elle est arrivée à l'époque où il existe une altération matérielle profonde, on possède peu de ressources pour en triompher. Cependant nous devons dire qu'au moyen du traitement que nous employons pour obtenir la guérison des caries externes au troisième degré, nous avons, dans un grand nombre de cas, obtenu la guérison de caries internes.

En terminant cet opuscule, nous devons dire que, jusqu'à présent, on a mal compris les conditions qu'il fallait remplir pour guérir la carie ; de tous les médicaments que l'on a employés, on a vu qu'il n'en était aucun qui s'adressât à l'altération matérielle des dents ; tous ont été composés dans le but de calmer des douleurs, qui ne sont qu'un symptôme de la maladie, et non son élément primitif.

Avant tout, selon nous, on doit arrêter l'altération organique tout en cherchant à anéantir les douleurs. C'est en suivant ce principe que nous avons découvert un moyen thérapeutique qui nous rend maîtres aujourd'hui de toutes les caries, quelles qu'elles soient. Nous espérons faire connaître plus tard le fruit de nos recherches.

Paris. — Imprimerie Schneider et Langrand, rue d'Erfurth, 1.

www.ingramcontent.com/pod-product-compliance
Ingram Content Group UK Ltd.
Pitfield, Milton Keynes, MK11 3LW, UK
UKHW022325120726
13694UKWH00004B/1532